AF309856

PREMIER MÉMOIRE

SUR LE TRAITEMENT

DES DÉVIATIONS DE L'ÉPINE

PAR LA SECTION DES MUSCLES DU DOS;

LU A L'ACADÉMIE DES SCIENCES, DANS LES SÉANCES DU 16 AOUT 1841 ET DU 24 FÉVRIER 1842;

PAR

LE DOCTEUR JULES GUÉRIN,

MEMBRE DE L'ACADÉMIE ROYALE DE MÉDECINE,
DIRECTEUR DE L'INSTITUT ORTHOPÉDIQUE DE LA MUETTE, CHARGÉ DU SERVICE SPÉCIAL
DES DIFFORMITÉS A L'HOPITAL DES ENFANS MALADES DE PARIS.

DEUXIÈME ÉDITION.

Douzième Mémoire sur les Difformités.

PARIS,

AU BUREAU DE LA GAZETTE MÉDICALE,

RUE RACINE, N° 16, PRÈS DE L'ODÉON.

1845.

Td 127
22

PREMIER MÉMOIRE

SUR LE TRAITEMENT

DES DÉVIATIONS DE L'ÉPINE

PAR LA SECTION DES MUSCLES DU DOS.

⋖——————————⋗

DOUZIÈME MÉMOIRE SUR LES DIFFORMITÉS.

IMPRIMERIE ET LITHOGRAPHIE DE FÉLIX MALTESTE ET Cᵉ,
Rue des Deux-Portes-Saint-Sauveur, 18.

PREMIER MÉMOIRE

SUR LE TRAITEMENT

DES DÉVIATIONS DE L'ÉPINE

PAR LA SECTION DES MUSCLES DU DOS;

LU A L'ACADÉMIE DES SCIENCES, DANS LES SÉANCES DU 16 AOUT 1841 ET DU 24 FÉVRIER 1842;

PAR

LE DOCTEUR JULES GUÉRIN,

MEMBRE DE L'ACADÉMIE ROYALE DE MÉDECINE,
DIRECTEUR DE L'INSTITUT ORTHOPÉDIQUE DE LA MUETTE, CHARGÉ DU SERVICE SPÉCIAL
DES DIFFORMITÉS A L'HOPITAL DES ENFANS MALADES DE PARIS.

DEUXIÈME ÉDITION.

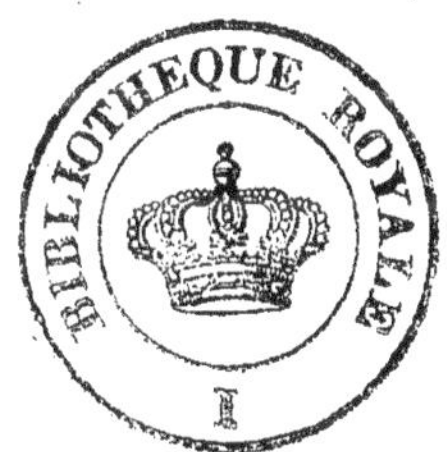

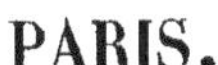

PARIS,

AU BUREAU DE LA GAZETTE MÉDICALE,

RUE RACINE, N° 16, PRÈS DE L'ODÉON.

1843.

Ce mémoire se compose de deux parties dont l'origine
et le but expliqueront suffisamment le peu de liaison. Ce
sont deux morceaux séparés, rédigés pour l'Académie
des sciences, et destinés à répondre à des attaques qui
avaient été portées devant cette illustre compagnie. En
les réunissant ici, et en les publiant sous un même titre,
nous n'avons cependant pas voulu effacer le caractère de
leur véritable origine, et nous les publions tels qu'ils ont
été composés. Toutefois nous ferons remarquer que, si
nous n'avions eu à suivre que les impulsions spontanées,
plus calmes et plus méthodiques, de nos convictions, nous
nous serions attaché bien plus à prouver directement ce
que nous avions en vue de prouver, qu'à résoudre des
objections et des difficultés jetées sur notre chemin. Mais
nous ne sommes plus à ces époques de calme et de gravité
scientifiques, où chacun avait le droit de s'occuper de son
œuvre, sans être obligé de rendre compte au premier venu

de ce qu'il pensait ou voulait faire. La liberté du con-
trôle a amené la licence de l'attaque. Sous le prétexte
d'empêcher les envahissemens et les spéculations de l'erreur, on entrave la marche et on dénature les efforts de
la vérité. Force est donc à ceux qui ne veulent pas absolument se livrer sans défense à des attaques arbitraires
et intéressées de s'arrêter parfois, et de se détourner pour
un instant de la route qu'ils se sont tracée.

Ce travail a ainsi pour unique destination de paralyser
certains efforts dont le but a été d'annihiler d'avance un
progrès nouveau. Ce n'est pas notre dernier mot, c'est à
peine notre premier sur la MYOTOMIE RACHIDIENNE.

Ainsi qu'on le sait maintenant, à force de nous l'avoir
fait répéter, la théorie des déviations de l'épine par rétraction musculaire ne constitue qu'un cas particulier,
très important sans doute, de notre théorie générale des
difformités; et la section des muscles du dos, une application nouvelle de la méthode générale de traitement corrélative à cette doctrine. Pour que nous exposions dans
tous ses détails ces deux applications nouvelles de nos
idées, il importe que l'on connaisse d'abord bien celles
plus simples qui les ont précédées ou qui sont destinées à
leur servir de preuves. Telles sont les théories particulières
et le traitement du pied-bot, des déviations des genoux,
des hanches, du bras, de l'avant-bras, des mains, du cou;
telle est surtout la théorie du strabisme. L'exposition de
toutes ces parties ne peut pas être faite en un jour, surtout

lorsqu'on ne veut rien avancer qui ne puisse être immédiatement prouvé par l'expérience. Or, c'est à cette œuvre longue et difficile que nous nous sommes presque exclusivement voué. On ne s'étonnera donc pas que nous nous détournions avec difficulté de la ligne que nos convictions nous ont tracée ; et l'on comprendra pourquoi nous nous en tenons provisoirement, en ce qui concerne les déviations de l'épine, à cette publication en quelque façon incidente.

Quel qu'il soit cependant, ce travail suffira, non seulement pour répondre aux attaques dont la myotomie rachidienne a été l'objet, mais pour établir la légitimité et l'utilité incontestables de cette méthode. Nous savons ce qu'il y manque pour rendre la démonstration vulgaire et définitive. Ce serait de donner, à tous, les moyens d'expérimenter la valeur de la méthode, en publiant les règles pratiques de ses applications ; de dire avec détail comment nous faisons, pour mettre tout le monde à même de faire comme nous. Mais cette partie de notre tâche est elle-même beaucoup plus difficile qu'on ne pense. On ne divise pas les muscles du dos comme on coupe le tendon d'Achille. La myotomie rachidienne implique un ensemble de données anatomiques, physiologiques et chirurgicales qui ne peuvent s'improviser et se formuler en deux mots. Les règles définitives à déduire de toutes ces données pourront s'exprimer brièvement sans doute, comme tout ce qui est simple et fondé en principe ; mais pour les faire comprendre et les rendre généralement applicables, il est indispensable d'initier les praticiens aux nombreux préliminaires qui les établissent et les prouvent. Alors chacun pourra se diriger par quelques principes simples et sûrs ; mais ces principes ne seront tels, que quand ils seront dans l'esprit de chacun la conclusion des données analytiques que nous y aurons placées. Jusque-là nous poursuivrons notre œuvre d'ensemble avec la méthode qu'elle commande et comporte ; et lorsque le temps sera venu, la myotomie rachidienne recevra sa constitution et ses développemens, comme la myotomie du pied, de l'œil, ou de toute autre partie du corps. Nous n'avons pas besoin de faire remarquer que cette temporisation sera toute au profit de la science et de l'art : l'expérience aura confirmé un grand nombre de fois nos préceptes, la critique les aura contrôlés d'avance. Dès le jour où nous les aurons publiés, ils pourront donc être considérés comme définitifs, ou à peu près. D'ici là, que les amis de la science veuillent bien attendre le fruit de nos efforts avec patience et intérêt ; et s'il en est qui désirent s'initier plus tôt à nos idées, nous leur livrons notre enseignement et notre pratique. Ils y trouveront en grande partie réalisés les résultats qui ne sont encore qu'indiqués dans cet écrit.

PREMIER MÉMOIRE

SUR LE TRAITEMENT

DES DÉVIATIONS DE L'ÉPINE

PAR LA SECTION DES MUSCLES DU DOS (1).

PREMIÈRE PARTIE.

§ I. — Remarques historiques.

Il y a juste deux cents ans qu'un chirurgien hollandais, Isaacius Minius, dont le nom était tombé dans l'oubli, pratiqua pour la première fois la

---

(1) Ce mémoire a été fait en réponse à une attaque directe portée devant l'Académie des sciences. Il ne devait être publié qu'après le rapport de la commission chargée de juger l'attaque et la réplique. Mais l'adversaire de la myotomie rachidienne, pour des motifs que le public appréciera, n'a pas cru devoir attendre le jugement de la commission. Il a publié son travail dans le numéro de décembre 1841 des ANNALES DE CHIRURGIE.   (NOTE DE LA PREMIÈRE ÉDITION.)

section du tendon du sterno-mastoïdien pour un cas de torticolis. Cent quarante ans plus tard, un autre chirurgien étranger, Lorenz, appliqua au tendon d'Achille, pour un cas de pied-bot, l'opération pratiquée exclusivement jusque-là, par plusieurs chirurgiens, sur le tendon du sterno-mastoïdien. Ces deux opérations, pendant près de deux siècles, furent reprises et abandonnées, et reprises encore jusqu'à ces derniers temps, où elles acquirent, entre les mains de quelques contemporains, la plupart des perfectionnemens manuels dont elles étaient susceptibles. De 1834 à 1837, une foule de chirurgiens français et étrangers pratiquèrent la section du tendon d'Achille pour le pied-bot, un plus petit nombre y ajoutant la section du tendon du sterno-mastoïdien pour le torticolis. Le caractère essentiel de cette première époque de la ténotomie est purement mécanique et empirique. On divisait ces deux tendons, parce qu'ils faisaient obstacle direct au redressement du col et du pied, et parce qu'ils se montraient extérieurement comme tels, sous l'apparence de cordes saillantes et tendues entre les parties qu'on s'efforçait d'écarter. On ne voyait dans leur résistance que l'empêchement mécanique, et dans leur division qu'un moyen plus expéditif de faire disparaître cet empêchement. Le caractère empirique n'était pas moins évident. Depuis deux cents ans on n'avait fait que répéter la section des deux mêmes tendons, et le nombre et la fréquence de ces répétitions de la même opération avait crû en proportion du nombre et de la fréquence de celles qui les avaient précédées. C'est ainsi que pendant les années 1836, 1837 et 1838, on fit des centaines de fois, dans toute l'Europe, la section du tendon d'Achille, mais du seul tendon d'Achille, sans songer à aller au-delà. On l'appliquait indistinctement et exclusivement aux diverses variétés du pied-bot, ainsi que l'atteste le titre seul des ouvrages publiés à cette époque. C'était l'opération à la mode ; on l'appelait l'opération de M. Stromeyer, parce que, en effet, ce chirurgien l'avait remise une dernière fois en crédit, avec des perfectionnemens d'exécution très utiles. Mais, je le répète, on ne songeait pas à aller au-delà du tendon d'Achille, et si l'on y avait joint, dans des cas très rares et très exceptionnels, la section d'un ou de deux des petits tendons des extenseurs et des fléchisseurs des orteils, c'est qu'ils s'étaient montrés, comme le tendon d'Achille, avec le caractère extérieur d'obstacles mécaniques directs au redressement de quelque orteil étendu ou fléchi. Dans cette préoccupation exclusive pour l'opération, et pour l'opération ainsi bornée, il n'était venu à l'idée de personne de rechercher quelle pouvait être la nature du raccourcissement des tendons trop courts, de remonter à la cause de ce raccourcissement. On regardait cette question comme oiseuse, ou plutôt on n'y pensait pas. Les uns, comme M. Stromeyer, n'en avaient dit mot; les autres avaient parlé incidemment d'atrophie du muscle, d'arrêt de développement, de retrait consécutif à une position vicieuse du fœtus, mais personne n'avait donné sciemment la signification du fait; et l'insouciance et l'ignorance où l'on était à l'égard du point de science s'accordait parfaitement avec la routine de la pratique; car, dépourvue qu'était cette dernière de toute indication étiologique, rationnelle, elle ne faisait que ce qu'on avait fait, et restait ainsi parquée dans le même cercle depuis deux cents ans.

Sur ces entrefaites, l'Académie des sciences avait mis et maintenu au concours pour sujet du grand prix de chirurgie, durant six années, de 1830 à 1836, la question générale des difformités du système osseux. Pendant qu'on s'occupait, dans le public médical, du fait pratique de la section du tendon d'Achille, le vaste sujet proposé par l'Académie éveillait dans l'esprit des concurrens le besoin scientifique de remonter à l'origine de la difformité. Parmi ceux-ci, il en est un qui s'est vivement préoccupé de la nature, de la signification et de l'importance de la brièveté des muscles dont on avait divisé jusque-là les tendons; et là où on n'avait vu qu'un accident particulier, qu'un symptôme de la difformité, qu'une indication intercurrente de pratique empirique, il crut apercevoir une cause, un principe, un fait général, en un mot le point de départ d'une théorie nouvelle des difformités congénitales de tout le système osseux, et de la constitution rationnelle et scientifique de la myotomie généralisée. Pour lui, la tension du sterno-mastoïdien ou du tendon d'Achille fut l'expression d'un spasme musculaire ancien, d'une rétraction antérieure ou postérieure à la naissance, émanant d'une affection des centres nerveux ou des nerfs eux-mêmes. Cette doctrine, établie et démontrée par des faits, des observations et des expériences de toute nature, renfermait trois grandes conséquences.

La première : *Que tous les muscles du corps faisant partie d'un même système, et étant placés, comme le sterno-mastoïdien et les muscles du mollet, sous la dépendance d'un même système nerveux, peuvent, au même titre que ces derniers, être atteints successivement ou simultanément, à différens degrés, de rétraction, et produire, comme eux, des difformités des diverses parties du squelette.*

La seconde : *Que la rétraction, pouvant occuper successivement ou simultanément, à différens degrés, tous les muscles d'une même partie du squelette, doit engendrer autant d'élémens de forme et de direction différentes dans chaque variété du même siége qu'il y a de muscles rétractés.*

La première conséquence constituait donc la variété dans l'espèce ; la seconde, les élémens de diversité dans la variété.

La troisième conséquence, déduite des deux précédentes, *était, qu'il faut appliquer à tous les muscles rétractés, c'est-à-dire à toutes les variétés de l'espèce et à tous les élémens de diversité de chaque variété, élémens de siége, de forme et de direction, l'opération qu'on n'avait appliquée qu'empiriquement jusque-là à deux seuls tendons, c'est-à-dire à deux élémens empiriques et indéterminés de deux variétés de difformités.*

Cette théorie présentée, au commencement de 1836, au concours de l'Académie, dans les faits qui lui servent de base, eut l'honneur d'obtenir son approbation. Le rapport sur le concours la signala *comme d'une très grande importance :* ce sont les termes du rapport (1).

Dès lors une révolution s'opéra dans la ténotomie. L'auteur de la théorie, après voir formulé explicitement les principes étiologiques et la méthode thérapeutique qui en découlent, en fit lui même un grand

____

(1) RAPPORT SUR LE CONCOURS POUR LE GRAND PRIX DE CHIRURGIE, 1837, page 20.

nombre d'applications. Soit par sa propre initiative, soit avec le concours d'autres chirurgiens de différens pays, agissant implicitement ou explicitement sous l'inspiration de la théorie de la rétraction musculaire, on connut une foule de difformités mal déterminées ou même tout à fait inaperçues jusque là, et on vit la ténotomie s'étendre à tous les tendons, la myotomie, l'aponévrotomie et la syndesmotomie à tous les muscles, aponévroses et ligamens du corps; le tout réalisé par la méthode sous-cutanée, dont les principes, la signification essentielle et la parfaite innocuité venaient d'être établis sur l'expérience directe. Dans l'espace de deux années au plus, il exécuta et réduisit en principe la section sous-cutanée des tendons, des muscles de la jambe et du pied pour les diverses variétés du pied-bot ; celle des muscles de la cuisse et du genou pour toutes les difformités du genou ; celle des muscles du bassin et de la cuisse pour les difformités de la hanche ; celle des muscles de l'épaule, du bras, de l'avant-bras, de la main et des doigts, pour les difformités de ces différentes parties du squelette ; finalement, la myotomie fut appliquée aux muscles de l'œil et de la langue pour le strabisme, la myopie et le bégaiement. Tels ont été l'origine, la marche et les résultats de la théorie nouvelle des difformités, et la constitution scientifique et rationnelle de la méthode chirurgicale qui en a pris naissance.

Or, qu'est-ce que cette théorie et cette méthode chirurgicale, sinon un double fait matériel, général, le fait de la rétraction musculaire, déformant successivement ou simultanément toutes les parties du squelette, et la myotomie déliant toutes les parties bridées, déformées par la rétraction musculaire ; en d'autres termes, un remède général à une cause générale, et un même remède particulier pour chacune des dépendances particulières de cette cause ? Car si la théorie est vraie, c'est à-dire si le fait de la rétraction musculaire a bien le caractère essentiel et de généralité que nous lui avons reconnu, il doit offrir ce caractère dans ses diverses manifestations de siége et de degré, et entraîner, comme conséquence légitime et rigoureuse, la nécessité d'appliquer à ces diverses manifestations le remède reconnu précédemment rationnel et efficace pour l'un ou quelques-uns de ses effets immédiats ; sauf à prendre en considération les conditions secondaires qui différencient chaque cas particulier. Eh bien ! ce que la raison m'a permis de poser d'une manière si formelle en principe, l'assentiment des hommes et l'expérience l'ont réalisé et confirmé en application. On a compris partout que les muscles du pied peuvent se rétracter comme ceux de la jambe ; ceux de la jambe comme ceux du genou, ceux du genou comme ceux de la hanche , ceux de la hanche comme ceux du col, c'est-à-dire de la portion supérieure de la colonne vertébrale ; ceux du col comme ceux de l'épaule, ceux de l'épaule comme ceux du bras, ceux du bras comme ceux de l'avant-bras, ceux de l'avant-bras comme ceux de la main ou des doigts ; finalement ceux de la langue comme ceux de l'œil ; et on a reconnu aux difformités émanant de ces diverses manifestations d'une même cause le même caractère essentiel, et on a expérimenté, admis et consacré pour chacune d'elles en particulier l'efficacité de la ténotomie, c'est-à-dire de la méthode générale que l'induction m'avait permis de conclure rationnellement de leur communauté d'origine. Qu'on le remarque bien, toutes les applications que je viens d'énumérer sont admises dans toute l'Europe, je ne dis pas comme des dépendances d'une seule et même idée, de mon idée à moi ; car une fois le principe de la théorie et de la méthode connu, ce principe est si simple que chacun a fini par le regarder comme sa légitime propriété, sauf à régler plus tard avec toutes ces réinventions de détail ; qu'on le remarque bien, dis-je, toutes ces dépendances de la rétraction musculaire sont admises presque vulgairement par tous ceux qui se sont occupés du traitement des difformités ; et si quelques chirurgiens continuent à appliquer la ténotomie et la myotomie, plutôt sous les inspirations d'un étroit empirisme qui se débarrasse, chemin faisant, des obstacles qu'il rencontre, que guidés par des principes et une méthode qui les leur ferait prévoir, les résultats de leur expérience n'en sont pas moins confirmatifs de ces principes et de cette méthode.

§ II. — Rapports de la myotomie rachidienne avec la myotomie générale.

Cependant, parmi les applications réalisées de la théorie et de la méthode, il en est une qui n'a pas reçu le même accueil que les autres. Non seulement on conteste la possibilité et la réalité de ses résultats, mais on dresse des accusations contre elle, on veut la proscrire comme une conception absurde, inutile, dangereuse, et surtout comme n'ayant aucun lien légitime de parenté avec les autres dépendances de la théorie. Pourquoi cette exception et cette proscription? Cela paraît difficile à dire; car il semble incroyable, au premier abord, qu'en admettant que la plupart des muscles du corps puissent se rétracter, et, en se rétractant, produire des difformités, et que les muscles rétractés puissent et doivent être divisés, on fasse exception à ces deux règles pour les muscles de l'épine, sans autre motif de cette exception que parce que ce sont les muscles de l'épine. Cela est bien plus incroyable encore, quand on considère que les mêmes personnes, qui ne veulent à aucun prix ni des déviations de l'épine par rétraction musculaire, ni de la myotomie rachidienne, regardent comme chose simple, comme chose naturelle, comme chose vulgaire, l'application de la même doctrine et de la même pratique à l'étiologie et au traitement du torticolis. Or, qu'est-ce que le torticolis? C'est la déviation du cou, c'est-à-dire de l'extrémité supérieure de la colonne vertébrale; et les muscles et les os qui entrent dans la composition du torticolis ne diffèrent, essentiellement parlant, des muscles et des os qui entrent dans la composition des déviations de l'épine, que parce qu'ils sont placés un peu plus haut que ces derniers, et parce qu'ils appartiennent à la région cervicale, tandis que les autres appartiennent à la région dorsale. En ramenant la discussion à des termes aussi simples, la distinction qu'on voulait faire entre les déviations musculaires de l'épine et les autres difformités du squelette de même origine est inconcevable, et elle serait, qu'on me passe le terme, véritablement inouïe, si la question eût été posée comme je viens de le faire. Mais pour l'honneur de nos adversaires, et par amour de la vérité, je dois le reconnaître, ils ne se placent pas à ce point de vue simple, général, d'où l'on découvre les rapports essentiels des parties d'un même tout, à travers les différences secondaires qui obscurcissent et masquent ces rapports. Ils s'isolent, au contraire, en présence des accidens différentiels du cas particulier, et ils établissent sur ces accidens toutes les ressources de leur opposition. Or, la déviation de l'épine et la myotomie rachidienne, considérées comme cas particuliers de la théorie et de la méthode générale dans lesquelles elles rentrent, offrent à la polémique du détail une foule de différences bien capables d'expliquer ses méprises et de la maintenir dans son aveuglement. Car, matériellement parlant, une déviation de l'épine est bien autre chose qu'un pied-bot, quoique l'un et l'autre soient primitivement les produits de la même cause. La position verticale de la colonne, le nombre considérable de ses pièces, leur mobilité, le nombre et les rapports si compliqués de ses muscles, les conditions d'équilibre auxquelles os et muscles doivent satisfaire, l'altération de toutes ces conditions par la difformité, les altérations consécutives de toutes ces pièces osseuses, de tous ces faisceaux musculaires, variant pour la direction, la forme, la dimension et la texture, avec le siége, l'étendue, la direction, le degré et l'ancienneté de la difformité, constituent une série de problèmes scientifiques de la plus inextricable difficulté, qui sont fort loin de se retrouver dans le pied-bot, ou qui, du moins, sont loin d'offrir, dans cette difformité, la même importance et les mêmes conséquences que dans la déviation de l'épine. En pratique, les mêmes complications, les mêmes difficultés se retrouvent. Il ne s'agit pas d'un pied étendu à fléchir sur la jambe, et du tendon d'Achille à diviser pour obtenir, tant bien que mal, ce grossier résultat ; mais il s'agit de remédier à de nombreuses courbures et à toutes les altérations secondaires qu'elles impliquent ; de combattre des modifications de direction, de forme, de dimension, de texture de toutes les parties déplacées et des parties environnantes sur lesquelles elles agissent ; de rétablir des conditions d'équilibre troublées ; finalement, de choisir, de reconnaître, dans deux ou trois cents faisceaux musculaires, ceux qui sont rétractés et qu'il faut diviser. Ajoutons que la position verticale de la colonne, la rendant tributaire d'une foule de causes de déviation autres que la rétraction musculaire, et que ces causes, pouvant intervenir pour diminuer, accroître ou neutraliser les effets primitifs de la rétraction, avec laquelle elles combinent leur influence, réalisent autant de complications bien capables de dérouter des esprits peu attentifs, de décourager des hommes peu persévérans, en masquant à leurs yeux les analogies qui existent réellement entre les déviations de l'épine et les autres difformités articulaires de la même origine.

En mettant, comme je viens de le faire, en évidence les faits et les principes qui servent de base à cette analogie, et les causes qui expliquent, jusqu'à un certain point, la méprise et l'opposition de mes adversaires, je n'ai pas renoncé à examiner directement leurs objections, quelque faibles qu'elles me paraissent ; le lieu où elles sont apportées, et le soin de ma propre considération, me font un devoir de les aborder de front.

§ III. — Examen des objections.

Or, qu'objecte-t-on sérieusement à la théorie des déviations de l'épine par rétraction musculaire, et à la myotomie rachidienne qui en est la conséquence? On oppose 1° des altérations matérielles, des déformations, des affaissemens latéraux des vertèbres, qui seraient les points de départ de la difformité ; 2° des observations sur le vivant et des expériences sur le cadavre, propres à montrer que les muscles ne sont pas tendus dans la concavité des courbures, et que les courbures ne se redressent pas après la section de ces muscles. Quelques mots d'explication suffiront pour montrer que les altérations osseuses qu'on invoque contre la doctrine de la rétraction musculaire viennent, au contraire, à l'appui du système qu'elles sont destinées à combattre ; et que les observations et les expériences à l'aide desquelles on veut invalider la myotomie rachidienne ne prouvent en aucune façon ce qu'on veut leur faire prouver, et sont directement combattues, au contraire, par d'autres observations et d'autres expériences, faites avec plus de soin et une connais-

BIBLIOTHEQUE ROYALE

sance plus réfléchie des conditions où elles doivent réussir et des conditions où elles ne le peuvent pas.

A. ALTÉRATIONS OSSEUSES DE LA COLONNE.

En ce qui concerne les altérations osseuses de la colonne, *l'affaissement vertical des demi-vertèbres comprises dans la concavité des courbures, et la torsion qui accompagne toute portion de colonne courbée*, on les regarde comme constituant un fait unique, qui consiste dans *l'inégalité de développement en tous sens des deux côtés des vertèbres affectées.*

En regard de cette proposition, qui est la reproduction textuelle d'une erreur que j'ai eu à combattre à une autre époque, je vais reproduire la proposition que je lui ai opposée : « Toutes les parties des vertèbres comprises dans la concavité des courbures sont rapprochées, réduites, écrasées, soudées parfois ou atrophiées jusqu'à la disparition complète ; celles qui correspondent à la convexité des courbures sont tiraillées, écartées, développées, hypertrophiées ; et de même que les caractères éloignés de la déviation et des courbures se tirent de la double influence du déplacement vertical, dû à la *flexion latérale*, et du déplacement horizontal dû à la *torsion*, de même toutes les altérations secondaires qui se passent dans un cercle d'action plus limité et d'une moindre importance sont également sous la dépendance de ce double fait, *courbure* et *torsion*, et se formulent très bien par leur simple énoncé. » Ainsi, pour moi, les déformations, les réductions des demi-vertèbres, comprises dans la concavité des courbures et correspondant à la torsion des vertèbres, sont des effets secondaires de la courbure et de la torsion ; et pour la doctrine adverse ce sont des lésions primitives d'où dépend la difformité. Si le simple énoncé de ces deux propositions contradictoires ne portait pas avec lui de quoi faire juger le débat, nous ajouterions les courtes remarques suivantes :

1° Les affaissemens verticaux des demi-vertèbres, que l'on regarde comme dus à une inégalité primitive de développement des deux côtés des ver-

tèbres, se retrouvent dans toutes les courbures alternes de la même déviation, c'est-à-dire tantôt d'un côté, tantôt de l'autre, sur la même colonne déviée ; ces affaissemens occupent en outre toutes les vertèbres de
la concavité d'un même arc, et à un degré proportionné au degré et à
l'ancienneté de la courbure, c'est-à-dire qu'avec une courbure récente et
d'un grand rayon, ces affaissemens sont imperceptibles, et qu'ils croissent
avec les causes mécaniques et avec l'intensité d'action des causes mécaniques que nous leur assignons; cela étant, il faudrait qu'on expliquât
pourquoi cette atrophie alterne ainsi dans la même difformité, et varie dans
toutes les vertèbres de chaque courbure, ce qu'on ne peut pas. Notre explication, au contraire, rend parfaitement compte de tous ces faits, et les
formule aussi bien dans leur généralité que dans chacune de leurs dispo-
sitions particulières.

2° Les déformations des vertèbres, attribuées à une inégalité de développement primitif de leurs deux moitiés, ne consistent pas seulement,
comme on l'a cru, dans une atrophie uniforme, et en quelque façon
passive, de toutes leurs moitiés comprises dans la concavité; mais ces déformations portent en outre avec elles des traces évidentes des différens
ordres de causes auxquels elles sont dues. En faisant l'histoire de ces altérations, j'ai montré que les appendices vertébraux, et la vertèbre elle-
même, sont tirés, pliés, tordus, dans la direction d'action des muscles rétractés et contractés, et que ces altérations secondaires portent avec
elles, comme toute la difformité, le cachet spécifique de leur origine. Il
n'est d'ailleurs pas exact de dire, comme on l'a fait pour donner une fausse
explication de la torsion, que, du côté de la concavité des courbures, les
masses apophysaires et les apophyses épineuses se rapprochent par le
seul effet de l'inégalité de nutrition des deux côtés de chaque vertèbre.
Une observation plus attentive eût fait voir que c'est le contraire qui a
lieu ; c'est-à-dire qu'en vertu d'une pliure de toute la vertèbre, suivant
son diamètre antéro-postérieur, qui porte son apophyse épineuse du côté
de la convexité de la courbure, cette apophyse est plus rapprochée de la
masse apophysaire correspondant à la convexité de la courbure, que de
celle du côté opposé. Il suffit de voir les vertèbres séparées d'une colonne

déviée pour être convaincu de l'erreur que je viens de signaler. Il n'y a d'exception à cette règle que pour les vertèbres qui marquent le passage d'une courbure à une autre. Dans ce cas, et dans ce cas seul, la pliure latérale de la vertèbre peut se faire du côté de la concavité, à laquelle elle correspond; mais c'est parce qu'en réalité elle est influencée par la convexité placée plus haut ou plus bas.

3° On peut, à l'aide d'un fauteuil mécanique incliné, provoquer instantanément, chez de jeunes sujets, la contraction physiologique des muscles dont la rétraction produit la courbure et la torsion pathologiques, et déterminer par cet artifice un commencement de courbure et de torsion, avec quelques-uns des caractères extérieurs dépendant de ces deux élémens primitifs de la déviation. Cette simple expérience prouve que la torsion de la colonne résulte bien d'une véritable rotation mécanique des vertèbres, indépendante de leur atrophie latérale, et que les caractères consécutifs qu'elle engendre avec le fait de la courbure peuvent, ainsi que je l'ai établi, exister sans le fait préalable de l'affaissement auquel on les attribue.

Terminons en faisant remarquer que, dans toutes les autres difformités du squelette dont on admet l'origine musculaire, telles que le pied-bot, les déviations des genoux, le torticolis, etc., il y a aussi des altérations osseuses, analogues à celles qu'on trouve dans les déviations de l'épine, altérations qui ne diffèrent de celles ci qu'en raison de la différence des articulations et des mouvemens des parties que les difformités occupent, et des influences secondaires auxquelles elles sont soumises. Or, pourquoi ne considère-t-on pas ces altérations comme la cause de la difformité dans le pied bot, le torticolis, etc., ainsi qu'on le fait pour la déviation de l'épine?

Je me bornerai à ces simples considérations ; si elles ne suffisaient pas pour porter immédiatement la conviction dans tous les esprits, je rappellerais qu'à une autre époque, dans le concours de 1836, la doctrine qu'on m'oppose aujourd'hui s'est fait juger avec toutes les ressources qu'elle possède, et que le jury chargé de prononcer contradictoirement entre les assertions dont on cherche encore à l'étayer aujourd'hui, et les preuves de fait et d'expérience sur lesquelles j'ai établi la mienne, s'est déclaré explicitement en faveur de cette dernière. Parmi les juges chargés de prononcer sur ce point de mécanique animale se trouvaient deux des grandes illustrations que l'Académie regrette, MM. Dulong et Savart (les seuls qu'il me soit permis de citer) dont les lumières spéciales étaient bien capables d'éclairer tous les doutes et de lever tous les scrupules de leurs savans collègues. En invoquant cette autorité, je n'ai pas l'intention de me retrancher derrière le bénéfice de la chose jugée, mais de conserver aux faits que j'allégue toute la force et la rigueur que leur ont reconnues, à l'issue d'une lutte qui a duré dix-huit mois, et exigé soixante-trois séances d'examen, des hommes peu habitués à se contenter d'allégations sans preuves et de déductions sans logique.

B. OBSERVATIONS CLINIQUES ET EXPÉRIENCES CADAVÉRIQUES.

En ce qui concerne les observations faites sur le vivant et les expériences sur le cadavre, j'ai dit qu'elles n'ont aucune portée, parce qu'elles sont directement contredites par d'autres observations et d'autres expériences faites avec plus de soin et une connaissance plus réfléchie des conditions où elles doivent réussir, et des conditions où elles ne le peuvent pas. Voyons ces observations et ces expériences.

On a présenté une observation avec une certaine confiance, sans doute à cause et en proportion de l'importance qu'on lui suppose. On a fait remarquer que la tension et la dureté des faisceaux musculaires, invoquées par nous comme des caractères de la rétraction de certains muscles de l'épine, n'existent que lorsque le sujet est debout et disparaissent, au contraire, par le décubitus horizontal. Preuve, a-t-on dit, que si l'on avait mieux observé, on n'eût pas attribué à la rétraction ce qui n'est dû qu'à la contraction physiologique. L'objection n'est embarrassante que pour quiconque ne voit dans la déviation que la moitié ou le tiers de ce qui s'y passe. Et d'abord opposons formellement à cette observation de quelques cas les plus ordinaires une observation péremptoirement contraire, portant sur des faits plus accentués et plus caractérisés. J'affirme donc, et j'affirmerai hautement parce que je les ai vus maintes fois, parce que je les ai fait voir à toutes les personnes qui suivent mes conférences cliniques, qu'il existe un assez grand nombre de cas, dans lesquels la rétraction a été si forte, si complète, que les muscles rétractés, les sacro-lombaire et long dorsal, par exemple, ont acquis la dureté du cartilage et offrent une tension qui reste la même dans le décubitus que dans la station verticale. Ces faits ne sont pas communs, je le reconnais, et s'ils avaient été remarqués par la doctrine adverse, nul doute qu'elle eût été moins confiante dans son allégation. Les cas où les caractères de la rétraction sont moins prononcés, ceux où le décubitus les fait en partie disparaître sont les plus nombreux ; mais ils ne sont pas pour cela plus favorables à l'opinion qui les invoque. Qu'arrive-t-il, en effet, dans toute déviation de l'épine produite par une rétraction musculaire peu intense ? C'est que la difformité commencée par la rétraction est complétée par la contraction physiologique des muscles environnans, et par l'action verticale de la pesanteur. J'ai montré, en effet, que le fait de la courbure de la colonne réalise une condition, dans laquelle les muscles correspondans aux concavités des arcs agissent sous des angles plus ouverts que ceux qui correspondent à leurs convexités; en même temps que l'action verticale de la pesanteur, agissant également sous des angles plus ouverts aux côtés concaves, produit un résultat analogue. Or cette double action incessante de la contraction physiologique et de l'action verticale de la pesanteur, consécutive à un commencement de déviation, ajoute incessamment un nouveau degré au degré primitif de la difformité, et fait disparaître à la longue la tension plus prononcée des cordes sous-tendant les courbures, comme on ferait relâcher la corde d'un arc flexible en plaçant à son extrémité un poids suffisant pour le courber davantage. Mais cette explication, qui repose sur des faits si vrais, si incontestables, n'est même pas absolument nécessaire. On peut presque toujours retrouver les caractères de la rétraction, alors même que la tension musculaire disparaît par le décubitus. Ainsi l'on peut, lorsque le sujet est debout, s'assurer par la tension plus grande des faisceaux musculaires rétractés, par leur isolement et leur saillie plus prononcée, par leur consistance plus fibreuse, qu'ils sont, en effet, soumis à des tractions plus considérables que leurs congénères, et par conséquent qu'ils portent en eux une cause de plus grande brièveté relative, bien que cette brièveté cesse d'être apparente dans le décubitus horizontal. Il en est de même pendant l'opération. Les faisceaux musculaires activement rétractés sont, à cause de leur consistance fibreuse, plus facilement divisés, et ils le sont avec un bruit et une netteté qui est bien en rapport avec le caractère de leur texture.

Mais la déviation de l'épine n'est pas la seule difformité où la rétraction soit quelquefois masquée par les effets d'autres causes. Le pied-bot varus équin offre dans certains cas la répétition de ce qui se passe dans la déviation de l'épine. Le renversement du pied sur son bord externe, produit en premier lieu par la rétraction du jambier antérieur, se complétant par l'action verticale de la pesanteur et la contraction physiologique des autres muscles de la jambe, finit par produire le relâchement même de ce muscle, raccourci et tendu pendant les premiers degrés de la difformité.

Les expériences tendant à montrer que sur le cadavre la section des muscles ne facilite pas le redressement de la colonne ne nous paraissent pas plus heureuses que les observations sur le vivant : ces expériences sont au nombre de sept. Trois d'entre elles ont été faites sur des sujets atteints de déviation rachitique; deux autres sur des sujets âgés de 35 et de 63 ans, ce dernier offrant une déviation de 5 centimètres de flèche. Or, avant d'aller plus loin, ces cinq expériences peuvent être mises immédiatement hors de cause ; les trois relatives à des sujets rachitiques sont absolument étrangères à la question, car j'ai toujours eu soin de différencier les déviations rachitiques, que je range parmi les osseuses primitives, des déviations par rétraction musculaire. Les deux relatives à des sujets âgés de 35 et 63 ans, dont l'un avait une déviation de 5 centimètres de flèche, sont également étrangères à la question sous un autre point de vue. Il y a longtemps que j'ai établi, et le rapport de l'Académie sur mes travaux en fait foi, que l'âge, l'ancienneté et le degré extrême des déviations de l'épine réalisent trois ordres de conditions, dans lesquel-

les les altérations secondaires rendent ces déviations tout-à-fait incura-
bles. La proposition de guérir une gibbosité datant de 63 ans et de 5 centimètres de flèche eût été une dérision. Comment qualifier la prétention
de juger une doctrine et une méthode d'après son impuissance et son
inefficacité dans de semblables conditions? Restent les deux dernières
expériences, relatives à deux sujets, dont les muscles correspondans
aux concavités des courbures n'étaient pas même tendus après la mort.
Le peu de rigueur des cinq premières expériences pourrait me dispenser
d'examiner les deux dernières, car il est à craindre qu'on n'ait pas été
plus difficile pour les unes que pour les autres. Quelle était.la nature de
ces difformités? A quelle cause étaient-elles dues? Combien de temps
après la mort a-t-on expérimenté? Car, faisons-le remarquer, sur le cadavre, quelques jours après la mort, les muscles deviennent flasques,
sans résistance aucune, tandis que les ligamens ont de la tendance à se
raccourcir. Ne sait-on pas, en effet, que la colonne vertébrale qui,
sur le vivant, jouit d'une certaine souplesse et mobilité, devient, après
la mort, d'une rigidité notable? Voilà ce qui explique comment la section des ligamens, dans les cas qu'on a rapportés, a été en apparence
plus efficace que la section des muscles.

Mais qu'est-il besoin d'une discussion théorique de cette nature sur des
expériences faites sans rigueur ni précision, quand d'autres expériences,
faites et répétées des centaines de fois, dans les conditions où elles doivent
l'être, ont établi clairement, rigoureusement, que la section de certains muscles de l'épine, sur le cadavre comme sur le vivant, facilite le redressement
plus ou moins immédiat de certaines déviations. Or, ces faits, ces expériences,
je les ai produits et répétés un grand nombre de fois publiquement; j'ai
pratiqué à l'heure qu'il est plus de 400 fois l'opération que l'on veut
proscrire, et il ne serait pas difficile de trouver parmi les personnes qui
m'entendent, et même parmi les honorables membres de cette Académie, des témoins des remarquables résultats qu'elle a produits. Tous
ces résultats ne sont pas également heureux, parce que tous les cas n'é-
taient pas également favorables, et c'est sans doute parmi ces derniers
qu'on est allé chercher les preuves menaçantes de l'inefficacité de la mé-

thode. Mais avant de procéder à cette espèce d'inquisition, au moins prématurée, n'eût-il pas été convenable d'attendre que l'auteur eût lui-même fait connaître les résultats que l'on veut infirmer, qu'il les eût classés dans la catégorie des succès ou des insuccès? On aurait su, en effet, qu'il a constaté un grand nombre des uns et des autres. Les résultats qu'il a obtenus forment une série méthodique, dont les extrêmes sont représentés par des succès complets, presque immédiats, et des revers non moins complets. Or, entre ces deux termes extrêmes, il existe un nombre considérable de cas intermédiaires, représentatifs de conditions différentielles, qui décident du degré de curabilité et d'incurabilité de chaque terme de la série. Depuis trois années que je me livre patiemment à des recherches et à des expériences multipliées pour constituer cette série et pour résoudre les nombreux et inextricables problèmes qui se rattachent à la myotomie rachidienne, je n'ai rien voulu publier précipitamment; j'ai attendu que l'observation et l'expérience me permissent d'asseoir des principes certains sur des résultats certains; j'ai préparé, coordonné, mûri cette œuvre dans le silence; et aujourd'hui, qu'elle touche à son achèvement, je suis heureux qu'une opposition violente lui procure une occasion si favorable et si légitime de se défendre et de se produire.

Mais avant de terminer ces remarques préliminaires, qu'il me soit permis de rassurer les personnes qui ne seraient pas suffisamment convaincues par ce qui précède. Qu'elles sachent que presque toutes les applications de la théorie de la rétraction musculaire et de la ténotomie qui ont aujourd'hui l'avantage d'être patronisées par les adversaires de la myotomie rachidienne, n'ont pas été, à leur début, beaucoup plus heureuses que cette dernière. Le pied-bot, le torticolis, les difformités de la hanche, la rétraction des doigts, le strabisme lui-même, ont eu leur temps d'épreuve, et tous n'ont pas reçu ni en même temps, ni d'un seul coup, leur droit de cité. Mais un seul exemple du degré de résistance des oppositions passées suffira pour rassurer sur le degré et le caractère de gravité des oppositions présentes. En 1835, on écrivait, à propos du pied-bot, les lignes qui suivent : « Rien ne prouve qu'à part cette circonstance *évidemment exceptionnelle* (d'une maladie de l'axe cérébro-spinal) le pied-bot soit la conséquence de la brièveté des muscles rétractés. Cette brièveté ne *préexiste point à la déviation,* elle est *toujours consécutive,* et ce serait, suivant la juste expression de Scarpa, confondre l'effet avec la cause, que de regarder cet état des muscles comme le point de départ ordinaire de la déformation (1). » En 1839, le même auteur écrivait à l'Académie des sciences ce qui suit : « Le plus grand nombre des déviations latérales de l'épine ne sont point le produit d'une rétraction ou contracture musculaire analogue à celle qui caractérise le torticolis musculaire ancien, le *pied-bot,* les flexions permanentes du genou, de la cuisse, du coude, des poignets (2). » Qu'a-t-il fallu pour amener une révolution aussi complète dans les convictions de l'auteur de l'article de 1835? Une grande bonne foi et un supplément de lumières : la même bonne foi, nous l'espérons, ne lui manquera pas plus pour les déviations de l'épine que pour le pied-bot, et nous ne cesserons de faire des efforts pour ajouter, dans son esprit, aux lumières que sa propre expérience ne manquera pas de lui fournir.

---

(1) Dictionnaire de médecine et de chirurgie pratiques, article *Pied-bot,* par M. Bouvier, t. xiii, p. 85.

(2) Comptes-Rendus de l'Académie, 1839, t. ix, p. 87.

DEUXIÈME PARTIE.

§ I. — Bases et constitution de la myotomie rachidienne.

J'ai eu l'honneur de lire devant l'Académie, il y a six mois, la première partie de ce travail. Le bienveillant accueil qu'elle a fait à ma lecture m'est un sûr garant qu'elle a compris tout l'intérêt qui s'attache à ce sujet. Les développemens dans lesquels je suis entré ont eu, en effet, pour but et pour résultat, je pense, de démontrer que la myotomie rachidienne est une des applications les plus importantes de la myotomie sous-cutanée, soit que l'on considère cette application sous le point de vue des problèmes nombreux et complexes qu'elle embrasse, soit qu'on la considère sous le point de vue des résultats qu'elle est appelée à produire. Je ne reviendrai pas sur ces considérations ; mais qu'il me soit permis de le faire remarquer encore : de toutes les difformités qui affligent l'espèce humaine, les déviations de l'épine sont les plus nombreuses. Leur influence ne s'exerce pas seulement sur les formes du corps ; elles retentissent sur toutes les fonctions, et sur la vie elle-même, qu'elles tendent à abréger. Ajoutons qu'à ce triste privilége de la plus grande fréquence et de la plus grande gravité, elles ajoutent celui plus triste encore d'être le plus difficilement guérissables, à tel point qu'il existe encore un grand nombre d'auteurs qui mettent en doute leur curabilité. C'est donc là une question de science, d'art et d'humanité, bien digne, à cause de son importance, de sa difficulté et de sa nouveauté, d'intéresser l'Académie, et d'obtenir de sa part une attention toute particulière.

Je ne me le dissimule pas pourtant : les premières communications que j'ai eu l'honneur de lui faire sur ce sujet ont provoqué des écarts de polémique peu propres à exciter ses sympathies. Malgré mes efforts pour conserver rigoureusement à l'exposé de mes recherches les formes purement scientifiques, je n'ai pas été à l'abri d'attaques qui ont pu faire craindre qu'un débat personnel ne vînt rétrécir les proportions et l'intérêt de la question de science. Qu'on se rassure cependant; j'ai confiance dans la mission que j'ai entreprise, et nul ne parviendra à m'en détourner. Personne, d'ailleurs, n'apprécie plus que moi le caractère élevé des habitudes de l'Académie; personne n'est plus pénétré des hautes convenances qui règnent dans ses discussions. Et si j'ai involontairement, et bien à mon grand regret, provoqué des manifestations qui n'ont pas toujours conservé ce caractère, je la prie de m'en excuser. Par respect pour elle, je me dispense donc de relever toute allégation dirigée contre l'auteur de la méthode plutôt que contre la méthode elle-même. J'espère d'ailleurs que la démonstration scientifique que je vais avoir l'honneur de soumettre à l'Académie rendra inutile toute autre réponse; car lorsque j'aurai prouvé sans réplique que la myotomie rachidienne est aussi efficace que logique, j'aurai montré qu'il n'était pas absolument nécessaire, pour expliquer ma confiance dans cette méthode, de me supposer d'autres motifs que ceux puisés dans les convictions les mieux fondées, dans la plus rigoureuse vérité.

La myotomie sous-cutanée, appliquée au traitement des déviations de l'épine, peut être considérée sous deux points de vue différens : comme méthode empirique, reconnue bonne par l'expérience, abstraction faite de toute indication étiologique; et comme méthode rationnelle, basée tout à la fois sur l'expérience et sur la considération de la cause de la difformité,

Dans le premier cas, il suffira de prouver par l'expérience que la section des muscles du dos, pratiquée sur le cadavre et sur le vivant, exerce une influence évidente, incontestable, sur le redressement de la difformité, et que cette influence peut être appréciée immédiatement, matériellement et numériquement, à part de l'influence exercée par d'autres moyens employés comme auxiliaires ou complémentaires de cette méthode.

Dans le second cas, il faudra prouver non-seulement par l'expérience que la section des muscles produit dans le traitement des déviations de l'épine un résultat analogue à celui qu'elle produit dans le pied-bot, le torticolis, le strabisme et autres difformités d'origine musculaire, mais que ce résultat, motivé par les mêmes circonstances d'origine, déterminé par les mêmes caractères, influencé, modifié par les mêmes conditions, repose, dans les deux ordres de faits, sur des indications essentiellement les mêmes au fond; en sorte qu'à part les circonstances secondaires qui différencient la colonne vertébrale du pied, du col et de l'œil, ce que la théorie et l'expérience ont appris sur la curabilité du pied-bot, du torticolis et du strabisme, par la section des muscles, puisse se prévoir, s'appliquer et se vérifier dans le traitement des déviations de l'épine par la même méthode. Or, c'est ce que nous nous imposons l'obligation de démontrer jusqu'à l'évidence dans ce mémoire.

§ II. — De l'efficacité de la myotomie rachidienne, considérée comme méthode empirique.

L'efficacité de la myotomie rachidienne, appliquée au traitement des déviations de l'épine comme méthode empirique, peut être démontrée par des observations anatomiques, par des expériences sur le cadavre, et par des résultats cliniques.

A. OBSERVATIONS ANATOMIQUES.

J'ai pris une série de sujets offrant tous les degrés de la déviation latérale ; j'ai examiné attentivement la situation, les rapports et les dimensions des muscles de la colonne. On sait qu'à l'état normal ces muscles sont situés le long de cette tige presque parallèlement à sa direction. Or, dans tous les cas de déviations que j'ai disséqués, depuis le premier jusqu'au troisième degré, j'ai trouvé les muscles sacro-lombaire et long dorsal notablement raccourcis. Ils sont détachés des parties latérales de la colonne et forment la corde de ses courbures. Ce fait est si positif que, dans certains cas, les muscles situés du côté convexe d'une courbure quittent cette convexité pour passer du côté de la concavité et se porter en ligne droite entre leurs points d'insertion. Le raccourcissement est toujours proportionné à la courbure, et quelquefois il équivaut au tiers et même à la moitié de la longueur du muscle. Ainsi donc, premier fait.

Les muscles sur le cadavre se montrent raccourcis entre leurs points d'insertion, formant la corde des courbures.

B. EXPÉRIENCES CADAVÉRIQUES.

Quoique notablement raccourcis, les muscles des sujets déviés, mis à nu, se montrent généralement peu tendus d'abord. La contraction physiologique a cessé, puis une augmentation des courbures, due à l'action verticale de la pesanteur, les a sensiblement relâchés en rapprochant graduellement leurs points d'insertion. Mais si le cadavre n'est pas trop avancé, et s'il appartient à un sujet encore jeune, on peut, en le suspendant par la tête, reproduire la tension des muscles raccourcis, et si l'on exerce quelque traction en sus de celle produite par le poids du corps, les muscles sacro-lombaire et long dorsal, et les muscles qui descendent de la tête au tronc, accusent par un nouveau degré de tension la résistance qu'ils opposent au redressement de la colonne. Enfin, si l'on enlève successivement et par portions les muscles ascendans et descendans de chaque côté, on voit diminuer et quelquefois disparaître chacune des courbures qui correspondent aux muscles enlevés. J'ai souvent fait cette expérience. C'est ainsi que j'ai vu s'effacer d'abord la courbure principale, siégeant aux lombes, en enlevant la masse commune correspondant à la concavité de cette courbure; puis la courbure dorsale moyenne, en enlevant la même masse de l'autre côté, plus la portion spinale et quelques transversaires épineux. Il ne restait plus que la courbure supérieure cervico-dorsale : je l'ai maintenue à peu près ce qu'elle était d'abord, en conservant le grand complexus, le cervical descendant et les transversaires du cou. Aussitôt ces muscles enlevés, cette portion de la colonne devenait spontanément presque droite.

Pour que ce résultat soit aussi tranché, il faut avoir des cadavres frais et des cadavres de sujets jeunes, atteints de déviations du second degré au plus ; car lorsque les cadavres sont anciens, les muscles ont perdu toute résistance, et lorsque la déviation est très prononcée, j'ai montré que par suite du retrait consécutif des ligamens, et même par suite de leur ossification dans des cas plus rares, les vertèbres tendent à s'ankyloser. Ainsi donc, second fait.

L'enlèvement des muscles sur le cadavre produit généralement une diminution sensible des courbures.

L'Académie remarquera que l'articulation de ce fait est en contradiction formelle avec l'assertion contraire de l'auteur du mémoire lu dans la dernière séance. J'insiste sur cette remarque, parce qu'on ne s'est pas borné à nier le fait que j'affirme, mais parce qu'on m'a porté le défi de prouver ce que j'avance. Or, j'accepte le défi et me tiendrai prêt à justifier mon assertion aux yeux de qui de droit.

C. RÉSULTATS CLINIQUES.

Les résultats cliniques sont de plusieurs ordres.

Les premiers sont ceux que l'on observe pendant le traitement mécanique.

On sait que tous ces traitemens consistent à étendre la colonne en tirant surtout parallèlement à sa direction; or, avec moins de préoccupation, on eût vu que la direction et les effets de ces tractions ne peuvent avoir d'autre signification et ne peuvent prouver autre chose que l'allongement des muscles et autres parties molles. Car s'il n'y avait pas raccourcissement des muscles et de ces parties, et s'il n'y avait qu'affaissement latéral des vertèbres, comme on le prétend, à quoi bon ces tractions? d'où viendraient les résistances au redressement, et comment ce redressement pourrait-il persister?

Mais ce n'est pas tout. A mesure que les tractions épuisent l'allongement possible des muscles raccourcis, ceux-ci, déprimés d'abord au fond des gouttières vertébrales, se soulèvent et se montrent en relief sous la peau, comme des cordes isolées, tendues et parfaitement dans la direction de la corde des courbures. Cela se voit surtout après six à huit mois de traitement mécanique, et au niveau de la région dorso-lombaire.

D'autres résultats sont fournis par les effets immédiats de l'opération.

Lorsqu'on a épuisé pendant plusieurs mois tous les efforts de l'extension, et qu'on a pu se convaincre que le redressement des courbures est resté stationnaire depuis quelque temps, on divise les muscles saillans sous la peau, et aussitôt un nouveau degré de redressement se manifeste et contraste avec l'état stationnaire antérieur à l'opération. On peut avoir, par là division successive des muscles correspondans aux diverses courbures, la répétition sur le vivant du fait déjà noté sur le cadavre, à savoir que chaque courbure diminue ou disparaît avec la section corrélative du muscle ou des muscles qui la tiennent sous leur dépendance.

Enfin, comme résultat confirmatif de ceux qui précèdent, j'indiquerai la diminution généralement rapide de la difformité pendant les premiers jours qui suivent l'opération, et finalement une guérison plus complète ou au moins une amélioration plus décidée sous l'influence de ce mode de traitement, qu'avec le traitement mécanique ordinaire.

Je sais bien que l'appréciation de ces derniers résultats pourra prêter à contestation ; on pourra alléguer, par exemple, la difficulté qu'il y a à distinguer ce qui appartient aux moyens mécaniques de ce qui est le produit de la section des muscles ; et il ne serait pas impossible que le traitement mécanique fût soupçonné de se prêter au désir de favoriser le traitement chirurgical, et fût ainsi accusé, dans un cas, de mollesse, et, dans un autre, d'un excès d'activité ; mais il sera loisible à tout le monde de faire ces épreuves, et l'adversaire de la myotomie rachidienne pourra mieux que personne dissiper toute méprise et pour lui et pour ceux à qui il voudra bien faire part de ses expériences. Dans ce but, il pourra soumettre pendant cinq à six mois au traitement mécanique quelques sujets atteints de déviation ; après trois mois de traitement, il pourra les faire mouler, mesurer le degré de l'amélioration, puis continuer pendant trois autres mois ; à l'expiration de ce second trimestre, il verra de nouveau le changement effectué, et lorsque les machines et appareils auront ainsi épuisé ou à peu près leurs efforts entre des mains qui ne pourront être soupçonnées ni de mollesse, ni de partialité, il pourra m'inviter à compléter la cure par la myotomie. Il verra alors si le traitement chirurgical ne produit pas, en trois jours, autant et plus de résultats que ceux obtenus dans les trois derniers mois par le traitement mécanique.

Indépendamment de ces épreuves, auxquelles il sera loisible à tout le monde comme à l'adversaire de la myotomie rachidienne de se livrer, j'ajouterai aux raisons invoquées précédemment 1° une série de résultats obtenus sur des sujets de tous les âges jusqu'à vingt-cinq ans, depuis le premier degré de la déviation jusqu'à celui de la gibbosité ; 2° une seconde série de sujets dont le traitement a été commencé et sera continué sous les yeux du public à l'hôpital des enfans ; 3° enfin une dernière série de sujets dont chacun pourra constater l'état avant le traitement, et qui seront également traités à l'hôpital des enfans. Voilà pour la myotomie rachidienne considérée au seul point de vue de l'expérience.

§ III. — De l'efficacité de la myotomie rachidienne, considérée comme méthode rationnelle.

Prouver que la myotomie rachidienne est aussi légitime en principe que la myotomie du pied-bot, du torticolis, du strabisme, c'est prouver :

1° Qu'il existe des déviations de l'épine par rétraction musculaire ;

2° Que ces deviations offrent des caractères spécifiques, analogues à ceux du pied-bot, du torticolis, du strabisme ;

3° Que ces déviations peuvent être distinguées de celles qui sont produites par d'autres causes ;

4° Finalement, que l'expérience thérapeutique, d'accord avec la théorie pathologique, fournit par ses résultats une confirmation positive des indications et inductions tirées de cette dernière.

Au simple énoncé de ces propositions, l'Académie pourra se rappeler que ce n'est pas la première fois qu'elles sont développées et établies devant elle. Je n'ai donc pas à lui reproduire des démonstrations qu'elle a écoutées avec bienveillance, par l'unique raison qu'on aurait cherché récemment à en infirmer l'autorité. Mais si, par déférence pour l'Académie, je me dispense de lui représenter une seconde fois le contenu de mes mémoires, je ne crois pas inutile de résumer les différentes catégories de faits et de preuves qui y sont exposés et développés, et qui doivent compléter mes démonstrations.

En ce qui concerne l'existence des déviations latérales de l'épine par rétraction musculaire, je mets à la disposition de quiconque voudra les vérifier :

1° Une série de pièces pathologiques provenant de monstres et de fœtus, et offrant des altérations évidentes du cerveau et de la moelle, avec déviation de l'épine et autres difformités articulaires, accompagnées de fortes tensions musculaires dans la direction de chaque difformité et proportionnées en nombre et en degrés à l'étendue et à l'intensité des lésions des centres nerveux.

2° Une série de déviations congénitales de la colonne vertébrale, observées sur le vivant et accompagnées, d'une part, ou de strabisme ou de pied-bot, ou de torticolis ou d'autres distorsions du squelette ; et d'autre part, d'apparences de convulsions dans la face, d'irrégularité des deux moitiés du crâne, d'une diminution de force et même de paralysie de certaines parties du système musculaire, ou enfin de véritables affections spasmodiques congénitales, telles que l'épilepsie, l'hémiplégie, la paraplégie, avec ou sans accès de contractures musculaires.

3° Enfin, une série de déviations de l'épine également constatées sur le vivant et survenues postérieurement à la naissance, immédiatement après des affections cérébrales, cérébro-spinales, et accompagnées, comme dans les deux séries précédentes, d'un grand nombre d'autres difformités, strabisme, torticolis, pieds-bots, déviations des genoux, toutes précédées de convulsions musculaires et accompagnées de rétraction des muscles exactement en rapport avec la forme et le degré des difformités.

Je ferai constater ensuite que les déviations de l'épine offrent, dans ces trois groupes de faits, les mêmes caractères essentiels de siége, de forme et de direction ; et en rapprochant finalement ces déviations où la cause est, pour ainsi dire, prise en flagrant délit d'action, de celles où la déviation est le seul produit déjà éloigné de son activité, je montrerai qu'il y a parfaite identité entre les unes et les autres. Voilà pour l'existence des déviations de l'épine par rétraction musculaire.

En ce qui concerne ma seconde proposition, à savoir, que les déviations de l'épine offrent des caractères spécifiques, analogues à ceux du
pied-bot, du torticolis, du strabisme, j'ai déjà montré un grand nombre
de fois, et les trois séries de faits qui précèdent l'établissent de nouveau,
que, dans les déviations de l'épine, comme dans les autres difformités de
même origine, on trouve assez fréquemment les mêmes caractères généraux fournis par la cause éloignée, c'est-à-dire par l'affection nerveuse,
depuis l'altération matérielle des centres, jusqu'aux derniers reflets de
l'affection convulsive ; mais ce qui achève de prouver la liaison essentielle de toutes ces difformités, c'est la présence, dans chacune d'elles, des
caractères immédiats, matériels de la cause prochaine, c'est-à-dire de la
rétraction musculaire.

Ainsi, *sur le vivant,* on trouve dans la déviation de l'épine, comme
dans le pied-bot, comme dans le torticolis, un rapport exact entre le
siége, la direction, la forme et le degré de la difformité, et le siége,
la direction, le nombre des faisceaux musculaires rétractés et l'intensité de la rétraction : avec un faisceau musculaire rétracté, telle
variété ; avec tous les muscles, telle autre ; et entre ces deux extrêmes
d'action de la rétraction, une foule de nuances intermédiaires, en accord
parfait avec le mode d'action corrélative de la cause. Ce n'est pas tout.
Les muscles rétractés de l'épine ont extérieurement les caractères des
muscles rétractés du col, du pied, du genou, etc.; ils sont durs, fibreux,
tendus entre leurs points d'insertion, formant des cordes isolées, amin-
cies, ramassées sous la peau. Ces caractères sont quelquefois amoindris,
je le sais, par un accroissement de la difformité sous l'influence de la
contraction physiologique et de l'action verticale de la pesanteur, et c'est
ce qui a servi de prétexte pour en nier l'existence ; mais, ainsi que je l'ai
dit, il existe des cas nombreux où ces caractères ont conservé toute leur
puissance de relief, toute leur accentuation originaire, et je me ferai un
devoir d'en soumettre plusieurs exemples aux personnes qui désireront
les constater.

Sur *le cadavre,* on peut généralement retrouver dans la *longueur*, la
forme, la *couleur* et la *texture* des muscles et des faisceaux muscu-

laires rétractés de l'épine, les caractères des muscles rétractés du pied, de la jambe, du bras, du col et même de l'œil. Ainsi, lorsqu'on suspend les cadavres par la tête, on voit les faisceaux musculaires qui ont été le siége de la rétraction primitive, et qui se trouvent en accord exact avec la variété de la déviation, on voit, dis-je, ces faisceaux se tendre, se soulever au milieu d'autres restés plus mous. Leur forme amoindrie, rétrécie, leur couleur jaune blanchâtre, et leur texture éminemment plus fibreuse ou fibro-graisseuse, contrastent avec la forme régulière, la couleur rouge et la consistance charnue des muscles normaux correspondans. Cet ordre de caractères n'est pas méconnaissable. Quelquefois le long dorsal du côté primitivement rétracté est tellement fibreux, que sa portion aponévrotique et tendineuse a doublé de longueur aux dépens de la portion charnue qui s'est raccourcie dans la même proportion. J'ai fait peindre plusieurs cas de ce genre, et il sera facile, d'ailleurs, d'en constater de nouveaux, car ils sont loin d'être rares.

J'ai dit que les déviations de l'épine par rétraction musculaire peuvent être distinguées de celles qui sont produites par d'autres causes. Ce qui précède suffirait déjà pour établir cette vérité ; car on pourrait dire que les déviations qui n'offrent pas les caractères de l'affection nerveuse ou de la rétraction musculaire appartiennent à d'autres causes. Mais il existe une méthode plus rigoureuse de détermination. Déjà à une autre époque, et je suis bien obligé de le rappeler pour abréger, et aussi pour conserver à mes démonstrations l'évidence et l'autorité qu'on leur conteste incessamment, déjà à une autre époque, dis-je, j'ai établi qu'il existe dans toutes les difformités une corrélation exacte entre leurs caractères et les causes qui les produisent.

Je vais reproduire les termes dans lesquels l'ancienne commission du grand prix de chirurgie a rendu compte de cette loi dans son rapport à l'Académie. « Voici, dit la commission, l'expression d'une loi générale dont l'Académie appréciera l'originalité et la portée. « Les causes essen-
» tielles des difformités, dit M. Guérin, possèdent une telle spécifité d'ac-
» tion à l'égard des déformations auxquelles elles donnent naissance, que
» chacune de ces causes se traduit à l'extérieur par des caractères qui lui

» sont propres; et à l'aide desquels on peut, en général. par la difformité,
» diagnostiquer la cause, et par la cause déterminer la difformité ; d'où
» il suit que la causalité essentielle est la seule vraie base pour la classi-
» fication et le traitement des difformités. » Cette loi, ajoute le rapport
(et je prie l'Académie de remarquer ce passage), l'auteur l'a appliquée à
l'histoire de toutes les difformités, et la commission en a vérifié la justesse
dans une application expérimentale aux deux plus grandes classes des difformités du tronc, aux *déviations de la colonne vertébrale* et aux difformités du thorax (1).»

Ainsi donc, l'ancienne commission de l'Académie avait reconnu expé-
rimentalement la justesse de ce principe. Alléguera-t-on encore que j'invoque d'illustres morts qui ne peuvent répondre ? Mais je ne veux pas,
ai-je dit, me couvrir du bénéfice de la chose jugée. Si d'illustres juges
sont morts, les faits ne meurent pas, et d'autres juges pourront, sans
craindre de blesser la mémoire de ceux dont la science déplore tous les
jours la perte, contrôler un jugement qui repose sur tant de lumières et
d'impartialité.

Finalement, l'expérience thérapeutique, d'accord avec la théorie pathologique, fournit, par ses résultats, une confirmation des indications et
des inductions de cette dernière.

1° Sur le *cadavre*, c'est en divisant les muscles ou faisceaux musculaires empreints des caractères de la rétraction précédemment indiqués,
qu'on obtient surtout la diminution ou le redressement de la déviation,
et ainsi de suite pour chacun des élémens dont elle se compose, *inclinaison, courbures, torsion.*

2° Sur le *vivant*, on peut, pendant l'opération, par l'opération et après
l'opération, vérifier dans les faisceaux musculaires indiqués par la théorie
comme agens primitifs de la difformité, la réalité et la matérialité des caractères de la rétraction.

Pendant l'opération, la texture des muscles rétractés se montre plus
dense, plus consistante ; ils résistent comme des cordes à l'instrument ;

---

(1) Rapport sur le concours pour le grand prix de chirurgie, p. 17 et 18.

leur division est nette, accompagnée d'un craquement fibreux, leurs bouts divisés se rétractent aisément et sensiblement; au contraire, les faisceaux musculaires non rétractés ou consécutivement raccourcis restent mous, cèdent à l'instrument, qui les divise comme par mâchures, ét ne les divise ni nettement ni rapidement.

Par l'opération et immédiatement en vertu de son influence, on voit certains élémens de la difformité disparaître quelquefois tout à coup; d'autres plus tardivement. Ce que l'on voit surtout, et ce qui a une grande signification, c'est la circonstance qui suit : à côté des faisceaux musculaires rétractés qui faisaient seuls saillie avant l'opération et qu'on a seuls divisés, on voit d'autres faisceaux musculaires atteints de raccourcissement consécutif et qui n'ont pas été divisés, se montrer en saillie sous la peau après la division des précédens et brider le redressement instantanément produit par la première opération. Ces faisceaux musculaires partent cependant des mêmes points d'insertion, ils se distribuent aux mêmes parties ; mais ils étaient relativement moins courts, et atteints d'une brièveté d'une autre nature. Leur extension ou leur section consécutive permet de porter plus loin le redressement de la difformité, et de le faire profiter de tout le bénéfice de la première opération.

Après l'opération on a une nouvelle et dernière confirmation des faits qui précèdent. Les muscles divisés se réunissent avec le supplément de longueur qui leur manquait. Ils cessent de se montrer durs et tendus sous la peau, et, chose aussi curieuse que décisive, de réduits, de grêles, de fibreux qu'ils étaient, ils redeviennent consistans et charnus; en un mot, ils redeviennent muscles. Je ne parle pas seulement des apparences extérieures des caractères physiologiques, qui sont déjà bien évidens, je parle de la constatation immédiate des caractères anatomiques. Or, il m'a déjà été donné plusieurs fois d'examiner sur le cadavre l'état des muscles du dos divisés plusieurs mois, et même une année auparavant, et j'ai pu admirer cette rapide et merveilleuse métamorphose.

Tels sont les faits qui me paraissent établir suffisamment la légitimité et l'efficacité de la myotomie rachidienne au double point de vue empirique et rationnel.

Je ne m'arrêterai pas à discuter la valeur des cas d'insuccès qu'on m'a opposés, et que le hasard, dit-on, a jetés sur le passage de l'adversaire de la méthode. On appréciera si c'est bien le nom qui convient à l'inquisition dont ma pratique a été l'objet. Mais quelque moyen qu'on ait employé pour se les procurer, ces faits sont toujours des faits, et j'aurais mauvaise grace à les repousser uniquement parce qu'ils ne se seraient pas introduits dans la discussion avec toute la convenance désirable. Mais ces faits, je les récuse positivement, parce qu'ils ne sont pas tels qu'on les a présentés. En premier lieu, je proteste hautement contre ce qu'on a paru insinuer, que j'aurais publié ou fait publier des revers pour des succès. Je n'ai chargé personne, ni directement ni indirectement, de porter aucun de mes résultats à la connaissance du public, et les cas auxquels on a fait allusion, quoique relatifs à quelques-uns de mes malades de l'hôpital, ont été publiés dans une thèse à laquelle je suis resté complètement étranger (1). En second lieu, je maintiens que ces cas ont offert des changemens remarquables soit pour le degré de la guérison, soit pour la rapidité avec laquelle elle a été obtenue, qui n'ont pu être produits que par la section des muscles. L'imperfection du résultat dans quelques-uns de ces cas témoigne de circonstances particulières qu'avec d'autres lumières, d'autres sentimens on eût parfaitement appréciés. Ce n'est pas en suppléant à ce qu'on n'a pas vu par les assertions et récits de personnes étrangères à l'art, ce n'est pas en confondant sans cesse la *déviation* avec les *courbures*, la *déviation* avec la *gibbosité,* la *torsion* avec l'*inclinaison*, toutes choses qui doivent être soigneusement distinguées, et qui sont diversement modifiées par l'opération, qu'on peut se croire fondé à faire le procès à une méthode.

Quoi qu'il en soit, ces faits seront publiés avec détails : chacun pourra, au moyen d'une relation qui ne reposera pas sur des données imaginaires ou recueillies dans des souvenirs vagues et complaisans, décider jusqu'à quel point ils peuvent trouver place dans la série des faits établis-

---

(1) L'auteur, M. Hillairet, a confirmé cette déclaration par une lettre adressée à l'Académie des sciences.

sant l'efficacité de la myotomie rachidienne. Cette série, je l'ai déjà dit, ne se compose pas que de succès complets et immédiats : elle renferme, entre ses deux extrêmes qui marquent le commencement et la fin du domaine de la méthode, une multitude de cas où la différence et la diversité des résultats répètent exactement ce qu'on remarque dans le traitement du pied-bot, du torticolis et du strabisme, et sont réglés par les conditions d'âge, de siége, de degré, d'ancienneté, de complications de toute espèce qui dominent tous les résultats de la myotomie sous-cutanée.

FIN.

SÉRIE DE MÉMOIRES SUR LES DIFFORMITÉS,
Par le Docteur Jules Guérin.

PREMIER MÉMOIRE. — MÉMOIRE SUR L'EXTENSION SIGMOÏDE ET LA FLEXION DANS LE TRAITEMENT DES DÉVIATIONS LATÉRALES DE L'ÉPINE; lu à l'Académie royale de Médecine, le 15 novembre 1835; in-8°, avec planches (3e édition). — Prix . . . . 2 fr.

DEUXIÈME MÉMOIRE. — MÉMOIRE SUR LES MOYENS DE DISTINGUER LES DÉVIATIONS SIMULÉES DE LA COLONNE VERTÉBRALE DES DÉVIATIONS PATHOLOGIQUES; présenté à l'Académie royale de Médecine, le 2 juin 1836; précédé de trois Rapports faits à l'Académie sur ce mémoire; in-8°, avec planches (3e édition). — Prix . . . . 3 fr.

TROISIÈME MÉMOIRE. — MÉMOIRE SUR UNE NOUVELLE MÉTHODE DE TRAITEMENT DU TORTICOLIS ANCIEN; présenté à l'Académie royale des Sciences, le 3 avril 1838; in-8° (3e édition). — Prix . . . . 2 fr.

QUATRIÈME MÉMOIRE. — MÉMOIRE SUR L'ÉTIOLOGIE GÉNÉRALE DES PIEDS-BOTS CONGÉNITAUX; lu à l'Académie royale de Médecine, le 1er décembre 1838; in-8° (3e édit.). — Prix . . 2 fr.

CINQUIÈME MÉMOIRE. — MÉMOIRE SUR LES VARIÉTÉS ANATOMIQUES DU PIED-BOT CONGÉNITAL DANS LEURS RAPPORTS AVEC LA RÉTRACTION MUSCULAIRE CONVULSIVE; présenté à l'Académie royale des Sciences, le 18 mars 1839; in-8° (3e édition). — Prix . . . 2 fr.

SIXIÈME MÉMOIRE. — MÉMOIRE SUR LES CARACTÈRES GÉNÉRAUX DU RACHITISME; lu à l'Académie royale des Sciences, le 17 juillet 1837; in-8°, avec planches (3e édition). 2 fr.

SEPTIÈME MÉMOIRE. — VUES GÉNÉRALES SUR L'ÉTUDE SCIENTIFIQUE ET PRATIQUE DES DIFFORMITÉS DU SYSTÈME OSSEUX, exposées à l'ouverture des conférences cliniques sur les difformités, à l'hôpital des Enfans de Paris; suivies du RÉSUMÉ GÉNÉRAL DE LA PREMIÈRE SÉRIE DES CONFÉRENCES CLINIQUES (2e édition). — Prix . . . . 2 fr.

HUITIÈME MÉMOIRE. — MÉMOIRE SUR L'ÉTIOLOGIE GÉNÉRALE DES DÉVIATIONS LATÉRALES DE L'ÉPINE, PAR RÉTRACTION MUSCULAIRE ACTIVE; lu à l'Académie royale des Sciences, le 23 septembre 1839; in-8° (2e édition). — Prix . . . . 2 fr.

NEUVIÈME MÉMOIRE. — MÉMOIRE SUR UN CAS DE LUXATION TRAUMATIQUE DE LA SECONDE VERTÈBRE CERVICALE, DATANT DE SEPT MOIS, ET RÉDUITE PAR UNE MÉTHODE PARTICULIÈRE; in-8°, avec planches (2e édition). — Prix . . . . 1 fr. 50 c.

DIXIÈME MÉMOIRE. — NOUVELLES RECHERCHES SUR LE TORTICOLIS ANCIEN ET SUR LE TRAITEMENT DE CETTE DIFFORMITÉ PAR LA SECTION SOUS-CUTANÉE DES MUSCLES RÉTRACTÉS (2e édition, sous presse). — Prix . . . . 3 fr. 50 c.

ONZIÈME MÉMOIRE. — RECHERCHES SUR LES LUXATIONS CONGÉNITALES; exposées dans les conférences cliniques du 29 janvier et du 3 février 1841, à l'hôpital des Enfans malades (2e édition). — Prix . . . . 2 fr.

DOUZIÈME MÉMOIRE. — PREMIER MÉMOIRE SUR LE TRAITEMENT DES DÉVIATIONS DE L'ÉPINE PAR LA SECTION DES MUSCLES DU DOS; lu à l'Académie des Sciences, dans les séances du 16 août 1841 et du 24 février 1842 (2e édition). — Prix . . . . 2 fr.

TREIZIÈME MÉMOIRE. — MÉMOIRE SUR L'ÉTIOLOGIE GÉNÉRALE DU STRABISME; lu à l'Académie des Sciences, le 25 janvier 1841 (2e édition). — Prix . . . . 2 fr.

MÉMOIRES DE PHYSIOLOGIE.

ESSAIS SUR LA MÉTHODE SOUS-CUTANÉE, COMPRENANT DEUX MÉMOIRES SUR LES PLAIES SOUS-CUTANÉES DES ARTICULATIONS; PRÉCÉDÉS D'UNE INTRODUCTION HISTORIQUE SUR L'ORIGINE ET LA CONSTITUTION DE CETTE MÉTHODE; in-8°. — Prix . . . . 3 fr. 50 c.

MÉMOIRE SUR L'INTERVENTION DE LA PRESSION ATMOSPHÉRIQUE DANS LE MÉCANISME DES EXHALATIONS SÉREUSES; lu à l'Académie royale des Sciences, le 13 janvier 1840; in-8°. 2 fr.

ESSAI DE PHYSIOLOGIE GÉNÉRALE; lu à l'Académie des Sciences, dans les séances du 30 janvier et du 20 février 1843; comprenant des recherches : 1° SUR L'UNITÉ ET LA SOLIDARITÉ SCIENTIFIQUES DE L'ANATOMIE, DE LA PHYSIOLOGIE, DE LA PATHOLOGIE ET DE LA THÉRAPEUTIQUE; 2° SUR L'INFLUENCE ORGANIQUE DE LA FONCTION; 3° SUR L'ORIGINE ET LE MODE DE DÉVELOPPEMENT DE LA PARTIE FIBREUSE DU SYSTÈME MUSCULAIRE; in-8°. — Prix . 2 fr.

Au Bureau de la GAZETTE MÉDICALE, rue Racine, n° 16.

Imprimerie et Lithographie de Félix MALTESTE et Cie, rue des Deux-Portes-St-Sauveur, 18.

BIBLIOTHEQUE NATIONALE DE FRANCE

3 7531 0294 6917 9

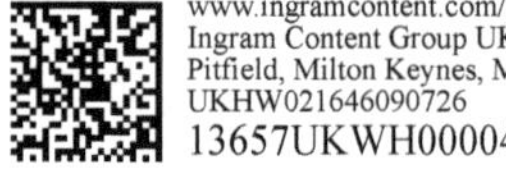
www.ingramcontent.com/pod-product-compliance
Ingram Content Group UK Ltd.
Pitfield, Milton Keynes, MK11 3LW, UK
UKHW021646090726
13657UKWH00004B/1801